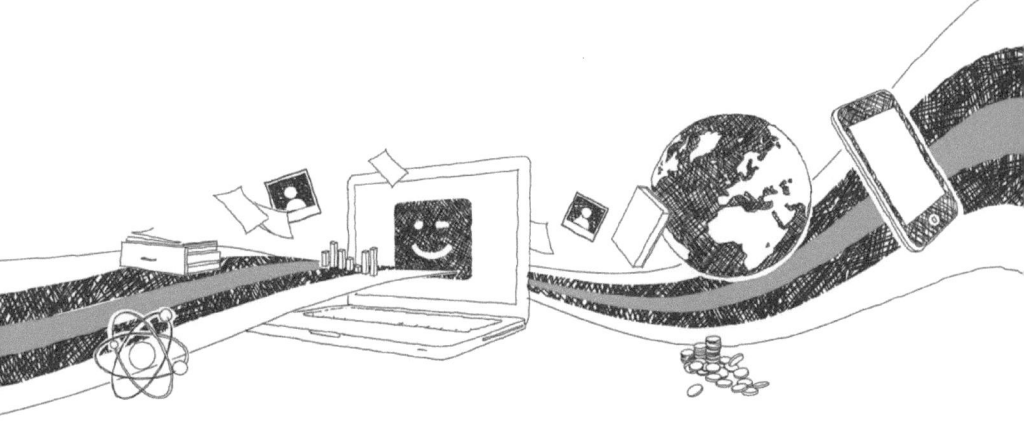
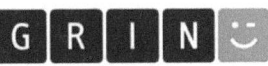

Sarah Bittner

Die Auswirkung sozialer Ungleichheit auf die Gesundheit: Übergewicht und Adipositas

GRIN Verlag

Bibliografische Information der Deutschen Nationalbibliothek:

Die Deutsche Bibliothek verzeichnet diese Publikation in der Deutschen National-
bibliografie; detaillierte bibliografische Daten sind im Internet über http://dnb.d-
nb.de/ abrufbar.

Impressum:

Copyright © 2007 GRIN Verlag GmbH
Druck und Bindung: Books on Demand GmbH, Norderstedt Germany
ISBN: 978-3-638-91026-2

Dieses Buch bei GRIN:

http://www.grin.com/de/e-book/81256/die-auswirkung-sozialer-ungleichheit-auf-
die-gesundheit-uebergewicht-und

Universität Bremen

Fachbereich 11

Studiengang

Public Health/Gesundheitswissenschaften

Auswirkung sozialer Ungleichheit auf die

Gesundheit am Beispiel

Übergewicht / Adipositas

Abgabedatum: 31.08.2007

Sommersemester 2007

Veranstaltung:

Soziale Ungleichheit bei Krankheit und Tod

Inhaltsverzeichnis

1. Einleitung

Der allgemeine Lebensstandard, das Durchschnittseinkommen sowie das Bildungsniveau in Deutschland sind in den vergangenen Jahrzehnten kontinuierlich gestiegen (Robert Koch-Institut, S.83) Doch obwohl die gesellschaftliche Entwicklung Deutschlands durch eine sukzessive Zunahme des allgemeinen Wohlstandes und Lebensstandards gekennzeichnet ist, ist das Armutsrisiko angestiegen. Aufgrund schwieriger wirtschaftlicher Rahmenbedingungen, anhaltend hoher Arbeitslosigkeit und durch den Wandel von Lebens- und Haushaltsformen haben Ungleichheit und Armutsrisiken tendenziell zugenommen. Ein Armutsrisiko besteht nach einer auf EU-Ebene erzielten Vereinbarung, wenn das Nettoäquivalenzeinkommen weniger als 60 Prozent des gesellschaftlichen Mittelwertes beträgt, derzeit sind 13,5 Prozent der Bevölkerung einem erhöhten Armutsrisiko ausgesetzt (Robert Koch-Institut, S.83).

Die erheblichen sozialen Ungleichheiten spiegeln sich natürlich auch in der Gesundheit der Betroffenen wieder. Sozial benachteiligte Personen haben geringere Gesundheitschancen und ein erhöhtes Krankheitsrisiko. Außerdem haben sie oftmals ein riskantes Gesundheitsverhalten, welches auch erheblich zu einem erhöhten Krankheitsrisiko beiträgt (Lampert, Soß, Häflinger, Ziese, 2005, S.6).

Gesundheitsriskantes Verhalten, wie ungesunde Ernährung, geringe körperliche Aktivität, Rauchen, Alkohol- und Drogenkonsum tritt in unteren sozialen Schichten häufiger auf als in privilegierten Bevölkerungsgruppen. Dadurch ist die Prävalenz von vielen Krankheiten in der Unterschicht deutlich höher als in der Oberschicht. Ich werde mich im weiteren Verlauf meiner Hausarbeit mit den verhaltenskorrelierten Risikofaktoren ungesunder beziehungsweise falscher Ernährung und mangelnder körperlicher Aktivität beschäftigen, wodurch Übergewicht und Adipositas entstehen können. In sozial benachteiligten Bevölkerungsgruppen ist das Vorkommen von Übergewicht und Adipositas deutlich höher als in der Mittel- oder Oberschicht, welches das Risiko von Folgeerkrankungen erhöhen kann (Benecke, Vogel, 2003, S.11).

Ich werde in meiner Arbeit Prävalenzraten zu den verschiedenen Schichten in Bezug auf Übergewicht und Adipositas mit möglichen Erklärungen aufzeigen, Folgeerkrankungen beschreiben und Empfehlungen für ein positives Gesundheitsverhalten zur möglichen Prävention von Übergewicht und Adipositas geben. Zudem werde ich noch Aussagen Udo Pollmers, der als Deutschlands renommiertester und streitbarster Ernährungs-spezialist gilt mit einbeziehen. Er stellt oftmals die Gesundheitsberichterstattungen des Robert Koch-Instituts in Frage und belegt in seinem Buch „Eßt endlich normal!" mit Daten, Zahlen und Fakten seine häufig gegenteilige Meinung.

2. Definition von Schicht

„Die Annahme, dass Gesellschaften (grundsätzlich oder in ihren heutigen typischen Ausformungen) stufenförmig (hierarchisch) aufgebaut sind, geht davon aus, dass sich auf diesen Stufen (in den "sozialen Schichten") jeweils viele als gleichartig analysierbare soziale Akteure befinden, und dass die Schichten selbst sich nach bestimmten Kriterien deutlich einteilen lassen." (wikipedia.de)

2.1 Die drei Schichten (lexikon.meyers.de)

Die Unterschicht bezeichnet die Gesamtheit derjenigen Gesellschaftsmitglieder, die nach Bildung, Einkommen, Sozialprestige und anderen Faktoren den Sockel einer Gesellschaft bilden. Die Mittelschicht ist die Gesamtheit der sozialen Gruppen einer industriell bestimmten Gesellschaft, die nach Ausweis objektiver sozialer Merkmale (z.b. Einkommen und Vermögen) und subjektiver Schichtungsfaktoren (z.b. bestimmte politisch-gesellschaftliche Grundhaltungen, Sozialprestige und Werteverständnis) zwischen einer Ober- und einer Unterschicht stehen. Angehörige der Oberschicht sind die Gruppen in einer Gesellschaft, die gemeinsam deren Elite bilden.

2.2 Definition des Begriffs Sozialer Ungleichheit

Unter Sozialer Ungleichheit wird die ungleiche Verteilung von Ressourcen und Gütern auf gesellschaftliche Positionen und die damit zusammenhängende Ungleichheit der Lebensbedingungen von Individuen und Personengruppen verstanden (social-science-gesis.de).

2.2.1 Der Sozialschichtindex

Der Sozialschichtindex erfasst drei zentrale Indikatoren: Einkommen, Bildung und berufliche Stellung. „Entsprechend den Grundüberlegungen zum Sozialprestige wurde angenommen, dass das Einkommen (Haushaltseinkommen) die pekuniären Möglichkeiten und Restriktionen indiziert, dass Bildung (Schul- und weitere

Ausbildung) als Indikator hinsichtlich der Präferenzen für Verhalten gilt und dass die berufliche Stellung (des Hauptverdieners in der Familie) die Wirkungen des sozialen Umfeldes erfasst." (Winkler, Stolzenberg, 1999, S.179) Durch den Sozialschichtindex wird ein umfassendes Bild des sozio-ökonomischen Status vermittelt (Helmert, 2003, S.30).

2.2.2 Soziale Ungleichheit in der Gesundheit

Soziale Ungleichheit hat einen nicht unerheblichen Einfluss auf die Gesundheit der jeweiligen Schichten. Die Sozialindikatoren Einkommen, Bildung und berufliche Stellung haben einen Einfluss auf die Gesundheit. Das Einkommen korreliert mit der Gesundheit der jeweilig betroffenen Personen, somit geben im telefonischen Gesundheitssurvey 2003 vom Armutsrisiko betroffene Personen eine andauernde beziehungsweise wiederkehrende Krankheit oder eine Gesundheitsstörung häufiger an als Personen aus der Oberschicht (Lampert, Soß, Häflinger, Ziese , 2005, S.34). Zudem zeigt sich in Bezug auf Schmerzprävalenz und das Vorkommen von Einschränkungen in der Alltagsgestaltung ein markanter Einkommensgradient (Lampert, Soß, Häflinger, Ziese, 2005, S.34-35). Einkommenseffekte wirken sich auch auf die Gesundheitsversorgung aus.

„Im Zusammenhang mit der Einführung der Praxisgebühren wird bisweilen behauptet, dass ökonomisch benachteiligte Bevölkerungsgruppen der Zugang zum System der medizinischen Versorgung erschwert wird und sich dadurch die ohnehin vorhandene gesundheitliche Chancenungleichheit noch verschärft." (Lampert, Soß, Häflinger, Ziese , 2005, S.43) Vorhandene Bildung stellt einen positiven Faktor für die allgemeine Gesundheit dar. „Dass Bildung durch die Vermittlung von Wissen und Förderung individueller Anlagen und Begabungen die gesundheitliche Entwicklung im Kindes- und Jugendalter unterstützt und noch im Erwachsenenalter mit einem Gesundheitsgewinn verbunden ist, wird nicht mehr nur von Gesundheitswissenschaftlern und Gesundheitspolitikern hervorgehoben, sondern ist inzwischen auch bildungspolitisch unumstritten."(Lampert, Soß, Häflinger, Ziese, 2005, S.52)

Diesen Autoren zufolge verbessert sich die Gesundheit und verringert sich das Erkrankungs- und Sterberisiko mit steigendem Bildungsniveau. Auch der letzte Sozialschichtindikator (berufliche Stellung) hat einen Einfluss auf die Gesundheit. Die Arbeitswelt sei einerseits als gesundheitliche Ressource anzusehen, aber andererseits könnte sie auch Belastungen und Gefährdungen für die Gesundheit darstellen, wobei das Verhältnis von Risiken und Ressourcen von der jeweilig beruflichen Stellung abhängt (Lampert, Soß, Häflinger, Ziese , 2005, S.77).

3. Ernährung

„Das Ernährungsverhalten ist kulturell und sozial geprägt und nimmt gleichzeitig Einfluss auf Gesundheit und Wohlbefinden sowie auf Entstehung und Verlauf zahlreicher Krankheiten."(RKI, 2006)

3.1 Ernährungsverhalten von Personen mit niedrigem Sozialindex

Fehlernährung beziehungsweise ungesunde Ernährung sind mit dem Einkommen und der Schulbildung im hohen Maße verbunden. Der Hauptteil der Nahrung unterer sozialer Schichten besteht aus Brot, Teigwaren und Kartoffeln, also aus einer sehr kohlenhydratreichen Kost. Als wichtig befinden Personen aus der Unterschicht auch den Verzehr von Fleisch und Wurst, dagegen haben für eine gesunde Ernährung empfohlene Nahrungsmittel wie Obst, Gemüse, Milch und Milchprodukte nur einen geringen Stellenwert. Außerdem ist der Konsum von zuckerhaltigen Limonaden und Colagetränken hoch. (tafel.de)

Besonders die Ernährung von Frauen mit geringem Sozialindex ist vom Verzehr ungesunder Lebensmittel geprägt. „Für Frauen aus Westdeutschland mit einem Haushaltseinkommen unterhalb oder nahe der Armutsschwelle ergaben sich für alle fünf Parameter des Ernährungsverhaltens signifikant erhöhte Odds Ratios, die auf eine deutlich ungesündere Ernährungsweise hinweisen, als bei Frauen mit mittlerem oder hohem Haushaltseinkommen." (Helmert, 2003, S.72) Die fünf Parameter des Ernährungsverhaltens waren in dem Fall ein häufiger Verzehr von Innereien, selten Salat und rohes Gemüse, selten Vollkornbrot und Schwarzbrot, dafür ein häufiger Verzehr von Weißbrot und eine seltene Aufnahme von Haferflocken und Müsli. Betrachtet man nun die Ernährungsempfehlungen in Form der zehn Regeln der deutschen Gesellschaft für Ernährung, wird man feststellen, dass das tatsächliche Ernährungsverhalten von sozial benachteiligten Personen in Bezug auf die Empfehlungen für eine gesunde Ernährung nur wenig Gemeinsamkeiten hat.

3.2 DGE-Empfehlungen für eine gesunde Ernährung (Schlieper, 2004, S. 348)

Der deutschen Gesellschaft für Ernährung zufolge sollte man sich nach ihren zehn Regeln ernähren, um eine gesunde und vollwertige Ernährung zu gewährleisten. Im Folgenden sind die wichtigsten Aspekte der 10 Regeln aufgeführt. Die ausführlichen Regeln befinden sich im Anhang. Man sollte vielseitig essen und sich nicht auf bestimmte Nahrungsmittelgruppen fixieren. Eine tägliche Zufuhr von Getreide- und Milchprodukten, Milch und reichlich Kartoffeln sollte gewährleistet sein. Zu empfehlen sind: fünf Portionen Obst und Gemüse auf einen Tag verteilt, sparsam mit Salz und Zucker umgehen und wenig Fett und fettreiche Lebensmittel verzehren. Fisch, Fleisch, Wurst und Eier sollten nicht täglich, sondern nur in Maßen gegessen werden. Außerdem sollte man bewusst essen, Nahrungsmittel schmackhaft und schonend zubereiten und auf sein Wunschgewicht achten. Sehr wichtig ist eine ausreichende Flüssigkeitszufuhr, mindestens 1,5 Liter täglich in Form von Wasser, Tee und verdünnten Fruchtsäften. Alkohol und Kaffee nur in Maßen.

3.3 Ursachen für das schlechte Ernährungsverhalten der Unterschicht (tafel.de)

Oftmals sind die Mobilität und Transportmöglichkeiten von ärmeren Personen und die Größe des „Lagerraumes für Lebensmittel" eingeschränkt. Dieses führt zu einem unzureichenden Vorhandensein an Lebensmitteln und begünstigt eine fehlende Variation an Vorräten. Außerdem stellen Lebensmittel einen nicht unerheblichen Kostenfaktor dar. Sozial benachteiligten Personen stehen weniger finanzielle Mittel als privilegierten Personen für den Lebensunterhalt zur Verfügung. Es werden günstige Lebensmittel bevorzugt und nicht primär auf eine gesunde Ernährung Wert gelegt. „Die von der DGE empfohlene vollwertige Ernährung kostet durchschnittlich ein Drittel mehr als die, die von den benachteiligten sozialen Schichten bevorzugt wird." (tafel.de) Zusätzlich bestehen oft Defizite im Ernährungswissen, welche auf die meist geringere Schulbildung zurückzuführen sind. Meiner Meinung nach könnte auch ein geringeres Interesse an Ernährungswissen und gesunden Ernährungsweisen als zusätzliche Ursache für das schlechte Ernährungsverhalten möglich sein.

4. Körperliche Aktivität

Eine regelmäßige körperliche Aktivität ist unerlässlich zur Aufrechterhaltung von Gesundheit und Wohlbefinden, dadurch wird auch der Entwicklung von Krankheiten und Beschwerden entgegengewirkt. Körperliche Aktivität steigert den individuellen Energieverbrauch einer Person durch den erhöhten Leistungsumsatz. Aufgrund dessen stehen körperliche Aktivität und Körpergewicht in Zusammenhang. Durch regelmäßige körperliche Aktivität lässt sich das Risiko Übergewicht zu erhalten reduzieren (Rütten, Abu-Omer. Lampert, Ziese, 2005, S.7-8).

Diese Hypothese klingt eigentlich logisch, jedoch kann man nicht bewiesen sagen, „dass gesteigerte körperliche Aktivität den altersgemäßen Gewichtszuwachs in der Gesamtpopulation tatsächlich verhindert."(DiPietro[*], 1999 zitiert nach Pollmer, 2005, S.221) Des Weiteren wird in der wissenschaftlichen Literatur regelmäßig beschrieben, dass die Effekte von körperlicher Aktivität in punkto Gewichts- beziehungsweise Fettabbau nur mäßig oder minimal sind (Pollmer, 2005, S.224).

4.1 Definition von körperlicher Aktivität (

Rütten, Abu-Omer. Lampert, Ziese, 2005, S.7)

Körperliche Aktivität ist der Oberbegriff für jede körperliche Bewegung, die durch die Skelettmuskulatur produziert wird und den Energieverbrauch über den Grundumsatz anhebt. Der Begriff körperliche Aktivität sollte eindeutig vom Begriff Sport unterschieden werden. Sport bezeichnet eine historisch-kulturell definierte Untergruppe von körperlicher Aktivität, für die traditionell insbesondere körperliche Leistung, Wettkampf und Spaß an der Bewegung typisch sind. „Diese Unterscheidung hat wichtige Implikationen für die Messung von Inaktivität in der Bevölkerung sowie die Festlegung von Zielen und Empfehlungen für Prävention und Gesundheitsförderung" (Rütten, Abu-Omer. Lampert, Ziese, 2005, S.7).

---

[*] DiPietro, L. (1999) Physical activity in the prevention of obesity: current evidence and research issues. Med Sci Sports Exerc 31, S.542-546

Körperliche Aktivität kann nach ihrem Zweck in berufs-, transport-, haushalts- oder freizeitbezogene körperliche Aktivität unterteilt werden (Mensink, 2005, S.3). So zählt deshalb zum Beispiel auch Bewegung im Berufsalltag, Fortbewegung durch Zufußgehen oder Radfahren und Hausarbeit wie zum Beispiel Saugen, Wischen, Fensterputzen oder Spülen als körperliche Aktivität.

4.2 Empfehlungen für körperliche Aktivität

Nach den aktuellen Empfehlungen internationaler Public Health Organisationen sollten Erwachsene mindestens 30 Minuten an moderater körperlicher Aktivität an den meisten, am besten aber an allen Tagen der Woche ausüben (Rütten, Abu-Omer. Lampert, Ziese, 2005, S.13). Bei Ausübung einer moderaten körperlichen Aktivität sollte ein leichtes Schwitzen auftreten und der Puls und die Atemfrequenz ansteigen (RKI, 2006, S.103). Ein guter Weg seine persönlich-individuelle körperliche Aktivität zu erhöhen, ist auch das Einbringen von Bewegung in den Alltag. Kürzere Wege können mit dem Fahrrad oder zu Fuß zurückgelegt werden und man sollte öfters Treppen anstatt den Aufzug benutzen. „Für einen optimalen gesundheitlichen Nutzen sollten Erwachsene darüber hinaus nach Möglichkeit drei Ausdauertrainingseinheiten (Dauer 20 bis 60 Minuten je Einheit) und zwei kraft- und beweglichkeitsorientierte Trainingseinheiten pro Woche ausüben" (Rütten, Abu-Omer. Lampert, Ziese, 2005, S.13). Doch auch durch eine geringere Bewegung als die hier empfohlene für einen optimalen gesundheitlichen Nutzen, können die Gesundheit und damit auch die Vorbeugung von Übergewicht positiv beeinflusst werden.

4.2.1 Verbreitung von sportlicher und körperlicher Aktivität nach sozioökonomischem Status

Das Maß der ausgeübten körperlichen Aktivität variiert mit dem Alter, Geschlecht, der regionalen Zugehörigkeit und dem Sozialindex. Es zeigen sich deutliche Unterschiede in der Häufigkeit an Bewegung zwischen den verschieden sozialen Schichten. Je höher der Sozialindex liegt desto höher ist auch der prozentuale Anteil an körperlich Aktiven. Nach dem telefonischen Gesundheitssurvey des RKI im Jahr 2003 treiben fast die Hälfte der Unterschicht angehörenden Personen überhaupt keinen Sport, während in der

Oberschicht nur weniger als ein Drittel nicht aktiv sind. „Nach Adjustierung für den Alterseffekt entspricht dies der Chance für Inaktivität, die gegenüber Männern und Frauen aus der Oberschicht um den Faktor 2,4 (…) bzw. 2,3 (…) erhöht ist." (Lampert, 205, S.24) Lampert beschreibt auch, dass Männer und Frauen aus der Mittelschicht gegenüber der Oberschicht eine 1,7-mal beziehungsweise 1,5-mal erhöhte Chance haben sportlich inaktiv zu sein.

4.2.2 Ursachen der sozialen Unterschiede in Bezug auf die Bewegung

Mögliche Ursachen für die deutlichen Unterschiede in der Häufigkeit der Ausübung von körperlicher Aktivität in den verschiedenen Schichten könnte ein Kostenfaktor sein. Viele Sportarten, besonders Sportarten bei denen eine Vereinsmitgliedschaft Vorraussetzung ist, sind mit einem oft nicht unerheblichen Kostenfaktor verbunden, der für sozial benachteiligte Personen zu hoch liegen könnte. Die Mitgliedschaft in Fitnessclubs oder die Teilnahme an Sportarten mit Betreuung durch Trainer könnte auch preislich nicht im Rahmen des Möglichen für Personen mit Armutsrisiko sein. Eine zweite mögliche Ursache der unterschiedlichen Sportbeteiligung nach sozioökonomischem Status folgert Mensink aus dem meist inaktiven Berufsalltag von Personen mit hohem Sozialindex. Da Angehörige der Oberschicht ihren beruflichen Alltag meist vorwiegend im Sitzen verbringen, suchen sie sich in ihrer Freizeit einen Ausgleich durch körperliche Aktivität, um den inaktiven Berufsalltag zu kompensieren (Mensink, 2003, S.9).

5. Übergewicht

Den größten negativen Einfluss auf das Körpergewicht haben die verhaltenskorrelierten Risikofaktoren Bewegungsmangel und Fehlernährung. In punkto Übergewicht hat die aufgenommene Nahrung eine positive Energiebilanz, das bedeutet, ein Organismus nimmt mehr Energie auf als er umsetzt (Schlieper, 2004, S.394). Nur Udo Pollmer ist im Gegensatz zu vielen anderen Autoren über die Entstehung von Übergewicht anderer Meinung. Er ist der Meinung, dass Essen und Gewicht weniger stark zusammenhängen als wir glauben (Pollmer, 2005, S.224). Auf seine doch unglaubwürdig erscheinende Aussage werde ich im weiteren Verlauf des Kapitels Übergewicht noch weiter eingehen.

Während der letzten Jahrzehnte hat der prozentuale Anteil von übergewichtigen und adipösen Menschen in den westlichen Industrienationen stetig zugenommen (Benecke, Vogel, 2003, S.7). Übergewicht und Adipositas sind in Deutschland weit verbreitet. Nach Benecke und Vogel seien in Deutschland circa zwei Drittel der männlichen Bevölkerung und circa die Hälfte der weiblichen Bevölkerung bereits übergewichtig oder adipös, welches sie mit dem westlichen Lebensstil begründen, der durch eine hochkalorische Nahrung, einen Nahrungsmittelüberschuss und einer Inaktivität der Bevölkerung gekennzeichnet ist.

5.1 Die Entstehung von Übergewicht

Übergewicht ist gekennzeichnet durch eine Erhöhung des Körpergewichts aufgrund einer über das Normalmaß hinausgehenden Vermehrung des Körperfettanteils. Man unterscheidet zwischen primärem und sekundärem Übergewicht, wobei primäres Übergewicht durch eine positive Energiebilanz und sekundäres Übergewicht durch einen angeborenen oder erworbenen Hormondefekt hervorgerufen werden kann (Benecke, Vogel, 2003, S.7). Doch Übergewicht tritt nach Benecke und Vogel in der sekundären Form nur sehr selten auf. Die Ursache ist ihrer Meinung nach in der Regel ein gesteigerter Kalorienkonsum mit hohem Fettanteil. Cornelia Schlieper ist der gleichen Meinung und beschreibt den Zusammenhang von Übergewicht mit Überernährung als Ursache für 75 bis 98% der Übergewichtigen (Schlieper, 2004,

S.394). Demzufolge hätte also der Großteil der Übergewichtigen sein Übergewicht selbst zu verantworten und könnte „einfach" durch eine negative Energiebilanz, am besten noch in Verbindung mit körperlicher Aktivität, dem Problem Übergewicht zu Leibe rücken. Doch liegt das Problem Übergewicht wirklich größtenteils nur an der geringen Selbstbeherrschung beim Essverhalten? Dann wären doch wohl kaum so viele Menschen übergewichtig und würden ständig neue erfolgversprechende Diäten ausprobieren, um ihre lästigen Pfunde loszuwerden. Und warum sind die allgemeinen Erfolgsquoten von jeglicher Art von Diäten bekanntlich so gering? Das sind alles Fragen mit denen sich Udo Pollmer in seinem Bestseller „Eßt endlich normal!" eingehend beschäftigt hat, da er der Meinung ist, dass Übergewicht nur ursächlich durch eine positive Energiebilanz entstanden, wohl kaum zum Problem der Bevölkerung geworden wäre.

5.1.1 Ursachen für Übergewicht nach Udo Pollmer

Nach Udo Pollmer gibt es viele verschiedene Faktoren, die die Entstehung von Übergewicht beeinflussen und nicht primär mit einer positiven Energiebilanz in Verbindung stehen müssen. Wenn eine positive Energiebilanz Ursache für das entstandene Übergewicht ist, muss diese nicht unbedingt am undisziplinierten Essverhalten eines Individuums liegen, sondern es kann zum Beispiel übermäßiger Hunger die Ursache sein.

„Rainer Pankau, Chefarzt der Kinderklinik in Stralsund, kennt »mehr als 75 unterschiedliche Syndrome«, die mit Fettsucht einhergehen können." (Pankau[*], 2005 zitiert nach Pollmer, 2005, S.117) Nach Pollmer spielt die genetische Veranlagung, wie hoch der Anteil des Erbgutes beim Körpergewicht ist, eine auch nicht unerhebliche Rolle. „Die Bandbreite der Schätzungen liegt zwischen 40 und 90 Prozent." (Pollmer, 2005, S.123) Eine Entstehungsursache für Adipositas kann auch einen infektiösen Ursprung haben. Erreger können eine Fettleibigkeit hervorrufen (Pollmer, 2005, S.132-134). Weiterhin beschreibt Pollmer, das Stress und Lichtmangel zwei weitere

---

[*] Pankau, R. (2005) Syndromale Formen der Adipositas. In: Adipositas bei Kindern und Jugendlichen: Grundlagen und Klinik. M Wabitsch et al (Hrsg), Berlin, Springer-Verlag, S.37-49

Risikofaktoren für die Entstehung von Übergewicht sind (Pollmer, 2005, S.138-144). Er beschreibt dieses mit komplexen Zusammenhängen von Hormonvorgängen im menschlichen Organismus, hierauf kann ich leider nicht weiter eingehen, es würde die eigentliche Thematik meiner Arbeit weit überschreiten. Zur Nachvollziehbarkeit Pollmers Theorien habe ich im Folgenden sein Thermostatmodell beschrieben.

5.1.2 Thermostatmodell zur Gewichtsregulierung (Pollmer, 2005, S.104-107)

Pollmer vergleicht hierbei die Gewichtsregulierung des Menschen mit einem Thermostat eines Hauses. Er wählt dieses Modell, da er entgegen anderer Literatur das Modell Fass, wobei man den Zulaufhahn schließen und den Ablaufhahn öffnen muss, um sein Körpergewicht zu senken, für unrealistisch hält. Auf den Menschen übertragen würde es bedeuten weniger zu essen und den Output durch mehr Bewegung zu erhöhen. „Unser Körper ist kein statisches Faß, sondern ein ziemlich vitales und zugleich auch stures System." (Pollmer, 2005, S.103)

Bei dem Thermostatmodell wissen wir, dass die Zimmertemperatur deutlich über dem wünschenswerten Idealmaß liegt. Ein Brenner wandelt das Erdöl des Tankes in Wärme (Kalorien) um. Zur Senkung der Temperatur überprüfen wir drei Möglichkeiten. Im ersten Versuch wird der Tank nur bis zur Hälfte gefüllt (Kalorienreduktion), welches aber nichts nützt, außer dass der Tank in kürzeren Abständen wieder nachgefüllt werden muss. Als Zweites wird Wasser ins Öl gemischt, um den Kaloriengehalt des Brennstoffs zu senken (Süß- oder Fettersatzstoffe). Der Brenner setzt nun ab und an aus, heizt aber bei Betrieb umso länger. Als letztes versuchen wir den Output zu manipulieren, indem wir alle Fenster öffnen (Kalorienverbrauch durch Sport erhöhen). Es scheitert auch dieser Versuch der Temperatursenkung, weil die Heizkörper jetzt noch mehr glühen, um die Temperatur konstant zu halten, dadurch steigen die Heizkosten. Das Thermostat ist der Grund für das Scheitern. Der menschliche Körper hat auch solch ein Thermostat, welches bei ihm jedoch als Ponderostat bezeichnet wird. „Wir alle tragen diesen Regler in uns. Wie er aussieht, wo er sitzt, ob an einer oder an vielen Stellen gleichzeitig, weiß bislang niemand. Neben der Idee des Ponderostats existiert auch die Hypothese eines Lipostaten, also eines Körperfettreglers." (Pollmer, 2005, S.106)

5.2 Die Messung von Übergewicht und Adipositas

Zur Bestimmung von Übergewicht dienen verschiedene Messmethoden. Es hat sich jedoch der Body-Mass-Index, auch BMI genannt, international etabliert. "Der BMI ist definiert als das Körpergewicht (in Kilogramm) dividiert durch das Quadrat der Körpergröße (in Meter)." (Benecke, Vogel, 2003, S.7) Der BMI ist jedoch für Personen mit erhöhtem Anteil von Muskelmasse nur bedingt geeignet (Bergmann, Mensink, 1999, S.115). Nach den Richtlinien der WHO ist der BMI in sechs Stufen zu klassifizieren. Bei einem Index unter 18,5 hat eine Person Untergewicht, das Normalgewicht befindet sich zwischen einem BMI von 18,5 bis 24,9. Ab einem Wert von 25 gilt eine Person als übergewichtig. Liegt der BMI über 30 spricht man von der Krankheit Adipositas, welche sich noch in drei Schweregrade unterteilen lässt. Index zwischen 30 und 34,9 wird als Adipositas ersten Grades bezeichnet, eine Adipositas zweiten Grades liegt bei einem Index von 35 und 39,9 vor und die schwerste Form der Adipositas, auch bezeichnet als extreme Adipositas oder Adipositas dritten Grades, beginnt ab einem BMI von über 40 (Benecke, Vogel, 2003, S.8).

5.3 Schichtspezifische Unterschiede beim Vorkommen von Adipositas

Wie auch in anderen Ländern tritt Adipositas in unteren Sozialschichten häufiger auf als in den oberen Schichten (RKI, S.115). Daten des 2003 durchgeführten telefonischen Gesundheitssurvey belegen, dass Übergewicht und Adipositas bei Männern wie bei Frauen auch mit der Bildung in Zusammenhang stehen. So tritt Adipositas bei Personen mit Hauptschulabschluss deutlich häufiger auf als bei Personen mit Abitur, wobei sich der Bildungsgradient bei Frauen noch wesentlich stärker bemerkbar macht. In den jüngeren Altersgruppen ist das Auftreten von Adipositas in allen sozialen Schichten noch relativ gering, erst ab dem dreißigsten Lebensjahr tritt Adipositas vermehrt auf, dabei besonders häufig in der Unterschicht (Lampert, 2005, S.25). Das Odds Ratio, also die Chance an Übergewicht zu leiden, ist in der Unterschicht gegenüber der Mittel- oder Oberschicht deutlich erhöht. Die Prävalenz des starken Übergewichts ohne eine Kontrolle für das Alter ist bei Frauen in der Unterschicht um das 3,94 fache höher als in der Oberschicht und bei Männern um das 2,19 fache erhöht (Helmert, 2003, S.39).

Bei einer statistischen Kontrolle des Alterseffektes verringern sich das Odds Ratio gegenüber denen ohne Kontrolle etwas. „Dennoch ergibt sich für Frauen ein sehr stark ausgeprägter sozialer Gradient für das Übergewicht mit einem Odds Ratio von 4,18 (p < 0.001) für die unterste Sozialschicht." (Helmert, 2003, S.40)

5.4 Erklärungsansätze des sozialen Gradienten

Wie bereits in den Kapiteln Ernährung und körperliche Aktivität beschrieben, werden als Ursachen des sozialen Gradienten in Bezug auf Übergewicht Ernährung und Sport als Kostenfaktor angeführt. Außerdem die bereits beschriebenen Gründe: das unzureichende Vorhandensein von Nahrungsmitteln, die fehlende Variation von Vorräten und Defizite im Ernährungswissen. Udo Pollmer ist wieder einmal von anderen Ursachen überzeugt. Er belegt, dass der Unterschicht viele Migranten zugehörig sind, die oftmals andere Lebensrhythmen als Deutsche aufweisen, zum Beispiel die durch erhöhten Fernsehkonsum bedingten späteren und kürzeren Schlafgewohnheiten, welche eine wichtige Rolle bei der Gewichtsentwicklung spielen (Pollmer, 2005, S. 152). Nach Pollmer korreliert der Fernsehkonsum stark mit dem BMI, denn es gibt seiner Meinung nach einen Effekt des Fernsehkonsums auf den Stoffwechsel (Pollmer, 2005, S.162-163) Der Sozialstatus als solcher macht jedoch nicht dick, trotzdem gibt es erhebliche soziale Einflüsse auf das Gewicht. „Allein schon die Ächtung der Dicken trägt dazu bei, dass sie sozial absteigen." (Pollmer, 2005, S.153-154) Wie Pollmer beschreibt, wirkt sich auch besonders psychischer Stress negativ auf die Körpermasse aus. „Wenn natürlich in der Unterschicht Arbeitslosigkeit und schwierige Familienverhältnisse häufiger auftreten, ist auch die Wahrscheinlichkeit für negativen Stress größer." (Pollmer, 2005, S.155) Wie schon zuvor beschrieben, ist nach Pollmer Stress ein erhöhter Risikofaktor für Übergewicht. Ein weiterer Einflussfaktor auf die Prävalenz von Übergewicht in unteren sozialen Schichten steht mit der genetischen Veranlagung von Übergewicht in Verbindung, welches Pollmer mit der höheren Geburtenrate in der Unterschicht besonders von Migranten beschreibt. „Migranten – (...) – gehören nicht nur häufig zur Unterschicht, sie haben auch einen höheren BMI als Einheimische."(Hedley[*], 2004 zitiert nach Pollmer, 2005, S.124)

5.5 Adipositas als Risikopotential

Übergewicht kann einen Risikofaktor für viele Folgeerkrankungen darstellen, außerdem ist das Auftreten von körperlichen Beschwerden vermehrt. Körperliche Beschwerden, wie: Kurzatmigkeit, schnelle Ermüdbarkeit, starkes Schwitzen und Schmerzen an Hüft- und Kniegelenken treten bei adipösen Menschen häufig auf, jedoch sind diese nur teilweise auf die Adipositas zurückzuführen (Benecke, Vogel, 2003, S.15). Nach Benecke und Vogel ist das Auftreten von Begleit- oder Folgeerkrankungen von Adipositas im Rahmen eines multifaktoriellen Bedingungsmodells zu sehen, wobei anderweitige Erkrankungen nicht primär auf das Übergewicht zurückzuführen sind. Begleit- oder Folgeerkrankungen können also auch auf andere Risikofaktoren, wie zum Beispiel das Rauchen oder den Bewegungsmangel zurückzuführen sein, der aber auch wie bereits beschrieben häufig mit der Entstehung von Übergewicht in Verbindung steht. Jedoch geht man nach Benecke und Vogel heutzutage von einer besonderen kausalen Bedeutung der Adipositas für die Entstehung von Begleit- oder Folgeerkrankungen aus, wobei das Risiko für die Entstehung dieser Krankheiten mit zunehmendem BMI steigt.

5.5.1 Metabolisches Syndrom

Das durch Adipositas begünstigt auftretende metabolische Syndrom bezeichnet Einzelerkrankungen, die oft in Kombination auftreten. Zu diesen Krankheiten zählen die Adipositas selbst, Bluthochdruck (Hypertonie), erhöhte Blutfettwerte (Hypercholesterinämie, Hypertriglyceridämie) und ein erhöhter Blutzuckerspiegel in der Krankheitsform von Diabetes mellitus Typ 2 (vgl. medizin.de und Schlieper, 2004, S.395). Verschiedene epidemiologische Studien belegen eine kontinuierliche Beziehung zwischen dem BMI und der Hypertonieprävalenz (Benecke, Vogel, 2003, S.15).

---

[*] Hedley, AA. Et al (2004) Prevalence of overweight and obesity among US children, adolescents, and adults, 1999-2002. Jama 291, S. 2847-2850

Das gefährliche an dem metabolischen Syndrom ist, dass durch die Kombination von den sich bedingenden Krankheiten die Blutgefäße beschädigt werden und dieses wiederum ein erhöhtes Arterioskleroserisiko birgt (medizin.de). Als Folgeerkrankungen von Arteriosklerose kann das Auftreten eines Herzinfarkts oder Schlaganfalls begünstigt werden.

5.5.2 Weitere Begleit- und Folgeerkrankungen von Adipositas

Auch Adipositas als Einzelerkrankung, ohne das Auftreten eines metabolischen Syndroms, ist als ein hoher Risikofaktor für die Entstehung koronarer Herzkrankheiten (KHK) zu sehen. „Das relative Risiko für KHK ist bei einem BMI zwischen 25,0 und 28,9 doppelt so hoch wie bei Normalgewicht. Bei einem BMI über 29 ist das Erkrankungsrisiko dreimal höher (gegenüber einem BMI bis zu 21,0) (Benecke, Vogel, 2003, S.16).

Des Weiteren können Stoffwechselerkrankungen manifestiert werden, da bei Übergewichtigen der Fettstoffwechsel meist gesteigert ist und somit die Blutfettwerte erhöht sind. Als Folgeerkrankung kann es zu einer Fettstoffwechselstörung kommen (Hypolipoproteinämie) (Schlieper, 2004, S.395).

Das Risiko für schlafbezogene Atemstörungen erhöht sich um ein Vierfaches bei einer BMI Erhöhung um 4 kg/m2. Gicht und Hyperurikämie sind auch weitere mögliche Folgeerkrankungen, da es eine positive Korrelation zwischen Gewicht und der Harnsäurekonzentration im Serum gibt (Benecke, Vogel, 2003, S.16). Des Weiteren führen Benecke und Vogel einen negativen Zusammenhang zwischen Übergewicht und Gallenblasenerkrankungen, Krebserkrankungen, orthopädischen Komplikationen und natürlich auch psychosozialen Komplikationen auf. Nach Pollmer sollte man jedoch das Übergewicht differenzieren, denn es wurde belegt, dass Menschen mit einem BMI zwischen 25 und 30 nicht früher als Normalgewichtige sterben. Erst ab einem BMI von über 35 stieg das Sterberisiko an, wobei das höchste Sterberisiko für Personen mit Untergewicht (BMI unter 18,5) besteht (Pollmer, 2005, S.188-189). Beim Risiko an Krebs zu erkranken trat sogar erst ein erhöhtes Risiko ab einer Adipositas 3. Grades auf, also ab einem BMI von über 40 (Pollmer, 2005, S.174).

6. Fazit

Fakt ist, dass die Prävalenz von Übergewicht in der Unterschicht wesentlich höher ist als im Vergleich zur Oberschicht. Privilegierte Bevölkerungsgruppen haben ein „besseres" Ernährungsverhalten und sind körperlich aktiver. Ob diese beiden Faktoren jetzt aber ausschlaggebend für das Körpergewicht eines Individuums sind, kann man nicht eindeutig sagen. Ich bin der Meinung, dass bei Übergewicht die positive Energiebilanz doch einen erheblichen Einfluss auf dessen Entstehung hat. Jedoch auch genetisch und hormonell bedingte Faktoren spielen meiner Meinung nach eine nicht unerhebliche Rolle, wie auch Pollmer meint. Die Aussagen von Udo Pollmer sind wohl bemerkt streitbar, jedoch belegt er sie mit renommierten epidemiologischen Studien und liefert detaillierte „Beweise" für seine Thesen. Es ist jedenfalls sehr aufschlussreich und interessant auch mal komplett gegensätzliche Meinungen zum Thema Übergewicht zu hören.

Abschließend kann ich sagen, dass Übergewicht, welches sich im Rahmen hält, wohl kaum zu erheblichen gesundheitlichen Beeinträchtigungen führen wird. Aber mit dem Beginn von Adipositas können schon vermehrt negative gesundheitliche Folgen auftreten. Körperliche Beschwerden, wie Kurzatmigkeit, schnelle Ermüdbarkeit, starkes Schwitzen und Schmerzen an Hüft- und Kniegelenken sind auch nach Pollmer bei Übergewichtigen stärker vertreten. Adipositas wird auch vermehrt zu Alltagsschwierigkeiten und oftmals zu einem geringen Selbstwertgefühl führen. Die häufigen psychischen Belastungen von adipösen Personen kann selbst Pollmer nicht abstreiten, zumindest in unserer heutigen Gesellschaft, wo normalgewichtige Personen ein höheres Ansehen haben als schwerwiegend adipöse Menschen. „Aller Wahrscheinlichkeit nach werden Menschen mit dieser Veranlagung Probleme haben, einen privilegierten Arbeitsplatz zu ergattern, geschweige denn eine Lebensversicherung."(Pollmer, 2005, S.256)

Dennoch könnte ein höherer Präventionsbedarf in der Unterschicht bestehen, jedoch sollten die Präventionsmaßnahmen meiner Meinung nach nicht nur über Ernährungsverhalten und körperliche Aktivität aufklären. Mögliche belegte Risikofaktoren wie sie Udo Pollmer beschreibt, zum Beispiel Stress, Fernsehkonsum und Lichtmangel könnten in Präventionsprogramme mit aufgenommen werden.

Außerdem sollten Menschen die nur ein geringes Übergewicht zu verzeichnen haben auch vor Gewichtsreduktionen gewarnt und über ihre möglichen Folgen und Risiken aufgeklärt werden. Nach Pollmer gehören gescheiterte Diäten zu den größten Risikopotentialen von Übergewicht, da der Großteil der Diätwilligen einen so genannten Jojo-Effekt erleidet, wobei man einige Zeit nach einer Diät mehr wiegt als zuvor. Diäten sind meist geprägt durch einen relativ kurzfristigen Effekt. „Ja, es geht schon, aber eben nur kurzfristig. Mittelfristig sind alle wieder dick, dicker als zuvor, leiden häufiger unter Freßattacken sowie der Häme der Öffentlichkeit, die sich dadurch in ihren Vorurteilen bestätigt sieht."(Pollmer, 2005, S.231) Das Verheerende an Diäten ist der mögliche Verlust von körpereigenen Signalen wie Hunger- und Sättigungsgefühl. Auch ein vermehrtes Auftreten von Essstörungen wurde beobachtet (Pollmer, 2005, S.242), das mit Sicherheit ein höheres Risikopotential als das Übergewicht selbst darstellt. Abschließend möchte ich noch ein meiner Meinung nach treffendes Zitat von Udo Pollmer aufführen. „Jeder Mensch hat das Recht zu essen, was ihm beliebt, zu lieben, wen er lieben mag, und zu lesen, was er lesen will. Bis heute ist es den Ernährungsexperten nicht gelungen zu zeigen, dass Menschen, die sich an ihre Ratschläge halten, dadurch gesunder sind oder länger leben. Die fehlende wissenschaftliche Begründbarkeit spiegelt sich auch in der Tatsache wider, dass ständig neue Empfehlungen gegeben werden, die im Gegensatz zu den bisher gepredigten Ratschlägen stehen."(Pollmer, 2005, S.261)

7. Anhang

Vollwertig Essen und Trinken nach den 10 Regeln der DGE

Vollwertig essen hält gesund, fördert Leistung und Wohlbefinden. Die Deutsche Gesellschaft für Ernährung hat auf der Basis aktueller wissenschaftlicher Erkenntnisse 10 Regeln formuliert, die Ihnen helfen, genussvoll und gesund erhaltend zu essen.

1. **Vielseitig essen**

   Genießen Sie die Lebensmittelvielfalt. Merkmale einer ausgewogenen Ernährung sind abwechslungsreiche Auswahl, geeignete Kombination und angemessene Menge nährstoffreicher und energiearmer Lebensmittel.

2. **Reichlich Getreideprodukte – und Kartoffeln**

   Brot, Nudeln, Reis, Getreideflocken, am besten aus Vollkorn, sowie Kartoffeln enthalten kaum Fett, aber reichlich Vitamine, Mineralstoffe, Spurenelemente sowie Ballaststoffe und sekundäre Pflanzenstoffe. Verzehren Sie diese Lebensmittel mit möglichst fettarmen Zutaten.

3. **Gemüse und Obst – Nimm "5" am Tag …**

   Genießen Sie 5 Portionen Gemüse und Obst am Tag, möglichst frisch, nur kurz gegart, oder auch eine Portion als Saft – idealerweise zu jeder Hauptmahlzeit und auch als Zwischenmahlzeit: Damit werden Sie reichlich mit Vitaminen, Mineralstoffen sowie Ballaststoffen und sekundären Pflanzenstoffen (z. B. Carotinoiden, Flavonoiden) versorgt. Das Beste, was Sie für Ihre Gesundheit tun können.

4. **Täglich Milch und Milchprodukte;**

   ein- bis zweimal in der Woche Fisch; Fleisch, Wurstwaren sowie Eier in Maßen Diese Lebensmittel enthalten wertvolle Nährstoffe, wie z.B. Calcium in Milch, Jod, Selen und Omega-3-Fettsäuren in Seefisch. Fleisch ist wegen des hohen Beitrags an verfügbarem Eisen und an den Vitaminen B_1, B_6 und B_{12} vorteilhaft. Mengen von 300 – 600 g Fleisch und Wurst pro Woche reichen hierfür aus. Bevorzugen Sie fettarme Produkte, vor allem bei Fleischerzeugnissen und Milchprodukten.

5. **Wenig Fett und fettreiche Lebensmittel**

   Fett liefert lebensnotwendige (essenzielle) Fettsäuren und fetthaltige Lebensmittel enthalten auch fettlösliche Vitamine. Fett ist besonders energiereich, daher kann zu viel Nahrungsfett Übergewicht fördern, möglicherweise auch Krebs.

Zu viele gesättigte Fettsäuren fördern langfristig die Entstehung von Herz-Kreislauf-Krankheiten. Bevorzugen Sie pflanzliche Öle und Fette (z. B. Raps- und Sojaöl und daraus hergestellte Streichfette). Achten Sie auf unsichtbares Fett, das in Fleischerzeugnissen, Milchprodukten, Gebäck und Süßwaren sowie in Fast-Food- und Fertigprodukten meist enthalten ist. Insgesamt 60 – 80 Gramm Fett pro Tag reichen aus.

6. **Zucker und Salz in Maßen**

Verzehren Sie Zucker und Lebensmittel, bzw. Getränke, die mit verschiedenen Zuckerarten (z. B. Glucosesirup) hergestellt wurden, nur gelegentlich. Würzen Sie kreativ mit Kräutern und Gewürzen und wenig Salz. Bevorzugen Sie jodiertes Speisesalz.

7. **Reichlich Flüssigkeit**

Wasser ist absolut lebensnotwendig. Trinken Sie rund 1,5 Liter Flüssigkeit jeden Tag. Bevorzugen Sie Wasser – ohne oder mit Kohlensäure – und andere kalorienarme Getränke. Alkoholische Getränke sollten nur gelegentlich und nur in kleinen Mengen konsumiert werden.

8. **Schmackhaft und schonend zubereiten**

Garen Sie die jeweiligen Speisen bei möglichst niedrigen Temperaturen, soweit es geht kurz, mit wenig Wasser und wenig Fett – das erhält den natürlichen Geschmack, schont die Nährstoffe und verhindert die Bildung schädlicher Verbindungen.

9. **Nehmen Sie sich Zeit, genießen Sie Ihr Essen**

Bewusstes Essen hilft, richtig zu essen. Auch das Auge isst mit. Lassen Sie sich Zeit beim Essen. Das macht Spaß, regt an vielseitig zuzugreifen und fördert das Sättigungsempfinden.

10. **Achten Sie auf Ihr Gewicht und bleiben Sie in Bewegung**

Ausgewogene Ernährung, viel körperliche Bewegung und Sport (30 bis 60 Minuten pro Tag) gehören zusammen. Mit dem richtigen Körpergewicht fühlen Sie sich wohl und fördern Ihre Gesundheit.

8. Literaturverzeichnis

1. Benecke, A., Voge,l H. (2003): Übergewicht und Adipositas. Gesundheitsberichterstattung des Bundes. Heft 16. Robert Koch-Institut (Hrsg), RKI, Berlin

2. Bergmann, H., Mensink, G. (1999): Körpermaße und Übergewicht. Gesundheitswesen 61 (Sonderheft 2), Georg Thieme Verlag Stuttgart, S.115-120

3. Helmert, U. (2003) Soziale Ungleichheit und Krankheitsrisiken, Maro Verlag, Augsburg

4. Knopf, H., Ellert, U., Melcher,t H. (1999): Sozialschicht und Gesundheit. Gesundheitswesen 61 (Sonderheft 2), Thieme Verlag Stuttgart, S.169-177

5. Lampert, T., Soß, A., Häflinger, M., Ziese, T. (2005) Armut, soziale Ungleichheit und Gesundheit, Expertise des Robert Koch-Instituts zum 2. Armuts- und Reichtumsbericht der Bundesregierung, Robert Koch-Institut (Hrsg), RKI, Berlin

6. Lampert, T. (2005) Schichtspezifische Unterschiede im Gesundheitszustand und Gesundheitsverhalten, Blaue Reihe, Berliner Zentrum Public Health

7. Mensink, G. (2003), Bundes-Gesundheitssurvey: Körperliche Aktivität. Aktive Freizeitgestaltung in Deutschland. Beiträge zur Gesundheitsberichterstattung des Bundes, Robert Koch-Institut (Hrsg), RKI, Berlin

8. Mensink, G. (1999): Körperliche Aktivität. Gesundheitswesen 61 (Sonderheft 2), Georg Thieme Verlag Stuttgart, S.126-131

9. Pollmer, U. (2005) Eßt endlich normal! Das Anti-Diät-Buch, Piper Verlag München

10. Robert Koch-Institut (Hrsg)(2006): Gesundheit in Deutschland. Gesundheitsberichterstattung des Bundes, RKI, Berlin

11. Rütten, A., Abu-Omer, K., Lampert, T., Ziese, T. (2005): Körperliche Aktivität. Gesundheitsberichterstattung des Bundes: Heft 26. Robert Koch-Institut (Hrsg), RKI, Berlin

12. Schlieper, C. A. (2004) Grundfragen der Ernährung, Verlag Handwerk und Technik, Hamburg

13. Winkler, J., Stolzenberg, H.(1999): Der Sozialindex im Bundes-Gesundheitssurvey. Gesundheitswesen 61 (Sonderheft 2), Georg Thieme Verlag Stuttgart, S.178-183

9. Linkverzeichnis

1. http://lexikon.meyers.de/meyers/Schichtung

2. http://www.medizin.de/gesundheit/deutsch/712.htm

3. http://www.social-science-gesis.de/Dauerbeobachtung/Sozialindikatoren/Forschung/Ungleichheit.htm

4. http://www.tafel.de/dateien/Feedback01_2005.pdf

5. http://de.wikipedia.org/wiki/Soziale_Schichtung